NOTE

SUR LA

DÉFORMATION DU PIED

CHEZ LES FEMMES CHINOISES

PAR M. MORACHE,

Médecin aide-major de 1re classe, attaché à la légation de l'Empereur, à Pékin.

PARIS

LIBRAIRIE DE LA MÉDECINE, DE LA CHIRURGIE ET DE LA PHARMACIE MILITAIRES

VICTOR ROZIER, ÉDITEUR,

RUE CHILDEBERT, 11,

Près la place Saint-Germain-des-Prés.

1864

Imprimerie de Cosse et J. Dumaine, rue Christine, 2.

NOTE

SUR

LA DÉFORMATION DU PIED

CHEZ LES FEMMES CHINOISES.

Dans un remarquable travail, publié par le « *Recueil des mémoires de médecine militaire*, tome VII, 3e série, » M. Fuzier, a donné une étude fort complète sur « l'usage de la déformation du pied chez les femmes en Chine. » Ce travail, qui avait antérieurement été présenté à la *Société de chirurgie*, était complété par un échantillon des effets produits sur le squelette du pied par une compression prolongée; enfin M. Fuzier déposait au musée du Val-de-Grâce un pied recueilli sur le cadavre d'une femme adulte.

Quelque temps après, M. Bourot, qui avait observé dans les mêmes conditions que M. Fuzier, c'est-à-dire pendant l'expédition de 1860, présentait à la *Société de chirurgie* le moulage du pied d'une Chinoise de Shan-gaï, danseuse de corde malgré sa difformité. Il accompagnait sa présentation d'une note corroborant les faits annoncés par M. Fuzier. Cette note était également publiée dans le *Recueil*, 3e série, tome IX.

Ces deux médecins sont, je crois, les premiers qui, en

France, aient écrit sur ce sujet dans des recueils scientifiques, et l'on peut dire qu'après leurs intéressants travaux, il ne reste que peu de chose à faire.

Aussi, aurais-je hésité à parler du même sujet, si l'un des membres de la Société de chirurgie, rapporteur des deux travaux précités, ne m'avait prié d'étudier un point encore un peu obscur, peut-être, celui des bandages ou appareils employés en Chine pour déformer le pied des jeunes filles. En cherchant à m'éclairer sur ce point, j'ai eu l'occasion de faire quelques observations, échappées à mes prédécesseurs, et c'est l'ensemble de ces faits que je présente actuellement.

Je ne puis malheureusement pas offrir de pièces pathologiques à l'appui de ce court travail; les conditions dans lesquelles se trouvaient MM. Fuzier et Bourot sont changées aujourd'hui pour moi. Le respect pour les cadavres fait tellement partie des habitudes (je n'oserais dire de la religion) du peuple, que je n'ai pu jusqu'à présent me procurer à aucun prix ni crânes, ni pieds de femme. Cependant les exécutions qui se font journellement sembleraient devoir fournir amplement à mes demandes : les corps des suppliciés sont jetés dans une grande fosse commune, auprès de laquelle sont placés des soldats; quant aux têtes, elles restent exposées sur la voie publique, et il y a peine de mort pour qui voudrait les dérober.

En revanche, j'ai pu, grâce à l'intervention d'un missionnaire, être mis en rapport avec des femmes et des jeunes filles chrétiennes et surmonter la répulsion qu'elles ont à laisser voir leurs pieds. On sait, en effet, que personne, pas même le mari, ne doit voir le pied déchaussé de sa femme ; c'est dans ce membre que leur pudeur a placé ce qu'en Europe on est habitué à voir respecter dans d'autres parties du corps ; on le comprendra facilement par ce que je dirai sur l'origine et les effets de cette habitude. Néanmoins, ma double qualité d'étranger et de médecin, c'est-à-dire d'homme sans conséquence, m'a permis de passer outre, cela cependant sur des femmes réputées honnêtes. J'ai pu voir le pied de l'enfant avant la déformation, pendant la période du travail et enfin celui de la femme actuelle. Après ces explications sur mes moyens de recherche, j'entre en matière :

§ 1er. *Description de la déformation.* — La déformation du pied, constituant ce que les Chinois ont nommé « Lys dorés, — Ornements de l'appartement intérieur, » etc... est loin d'être également répandue dans leur immense empire ; dans les provinces méridionales elle constitue à peu près la règle pour les classes aisées ; dans le nord et à Pékin surtout, le voisinage des Tartares auxquels elle est interdite, la misère plus répandue la rendent beaucoup plus rare. De même, il y a pour ainsi dire un mode de déformation spécial à chaque province, et c'est surtout dans le Kouang-si et le Kouang-toun que l'on en trouve les plus beaux spécimens. Cependant, partout les familles essentiellement chinoises et riches se donnent ce luxe qui promet, dit-on, à leurs filles de plus beaux partis.

J'admettrai deux grandes divisions dans la forme de la déformation.

Dans l'une, les orteils sont fléchis sous la plante du pied, le pouce restant libre ; la face plantaire forme une forte concavité inférieure, plus ou moins remplie par du tissu cellulaire ; de plus il y a un changement du calcanéum, qui d'horizontal devient vertical. De là tous les désordres produits dans l'articulation du tarse..... C'est le pied décrit par M. Fuzier, celui dont on possède en France des échantillons ; je n'insiste pas.

Mais c'est là le maximum de la déformation, c'est celui qui se rapproche le plus de l'idéal ; c'est, dans le nord, au moins, la forme la plus rare. En général, je ne vois ici qu'un premier degré de la déformation, c'est-à-dire la flexion des quatre derniers orteils sous la plante, sans changement de direction du calcanéum ; par un bandage maintenu fort serré on a bien produit un raccourcissement de tout le pied, une sorte de tassement antéro-postérieur des os du tarse, une exagération de la voûte, mais le calcanéum est resté intact. En joignant à cela ce fait que les Chinois ont le pied et la main fort petits et souvent fort bien faits, on comprendra que l'on aura pu obtenir des pieds fort petits sans faire basculer le calcanéum.

C'est une sorte de moyen terme qui permet à la femme de joindre aux exigences de la coquetterie celles du travail et d'une locomotion forcée.

Voilà pour la déformation du squelette. Les parties molles ont dû se plier aux exigences de la compression ;

elles sont atrophiées sur l'avant-pied et ont en dessous au contraire comblé en partie la voûte exagérée de la face plantaire. La peau qui les recouvre est souvent rouge, plus ou moins érythémateuse, quelquefois même ulcérée ; mais, pour ma part, je n'ai pas observé ces ulcérations, cette suppuration fétide que l'on a signalées plusieurs fois.

Le mode de déambulation étant essentiellement modifié et les mouvements de l'articulation tibio-tarsienne devenant à peu près nuls, les muscles fléchisseurs et extenseurs du pied ont dû s'atrophier : c'est en effet ce qui se produit, et la jambe prend la forme d'un tronc de cône. D'un autre côté, les mouvements de l'articulation du genou étant intimement liés à la flexion et l'extension du pied, et ceux-ci ne se faisant plus, les muscles de la cuisse ont dû diminuer d'autant.

Le mouvement de progression se fait essentiellement par l'articulation coxo-fémorale, et je ne saurais mieux comparer ce phénomène qu'à ce que l'on observe chez un amputé des deux cuisses ; chez lui, comme chez la femme chinoise, la moitié du membre inférieur est transformée en une masse rigide ; du pilon classique de l'amputé à la jambe chinoise, il n'y a que la différence d'une articulation, absente chez l'un, presque inutile à l'autre, pour la marche s'entend.

§ 2. *Accidents dus à la compression du pied.* — De semblables modifications ne peuvent évidemment être apportées dans les organes de la locomotion sans déterminer des accidents quelquefois graves sur le pied lui-même, sans amener même un retentissement dans tout l'organisme.

Mais, par suite, peut-être, de la tolérance traumatique si manifeste de la race chinoise, tolérance dont j'ai eu sous les yeux plusieurs exemples, ces accidents sont moins fréquents qu'on ne pourrait le croire *à priori*, et, comme l'indique fort bien M. Fuzier, ils ne se rencontrent guère que chez des scrofuleuses. Il en était ainsi dans trois cas de carie des os du tarse que j'ai pu observer chez des femmes à Pékin et dans un quatrième que j'ai rencontré chez une femme habitant les montagnes à quelques journées de la capitale (1) ; le scaphoïde, vivement pressé entre l'astragale et les cunéiformes, soulevé par le mouvement de bascule du calcanéum, quand il a lieu, serait le plus fréquemment atteint ; dans mes quatre cas, il y avait lésion de cet os, mais il n'était pas le seul malade, et dans l'un d'eux toute la deuxième rangée du tarse participait à la carie.

Nous lisons dans le rapport pour 1847 du Dr Parkera, médecin-missionnaire à Canton :

« Luh Ackwong, intéressante jeune fille de sept ans,

---

(1) Dans ce court voyage au milieu des montagnes qui sont à l'ouest de la frontière du Tchely, j'ai remarqué que presque tous les habitants sont scrofuleux. Le goître s'y rencontre chez la moitié au moins des individus, et la proportion est encore plus forte pour les femmes. Chose assez remarquable, les habitants font venir du bord de la mer des algues séchées et les mélangent à leurs légumes, comme *préservatif du goître*; certes ils ignorent même l'existence de l'iode.

« native de l'île d'Hainan, est amenée à l'hôpital. Les « bandages appliqués sur le pied avaient occasionné de « grandes douleurs, devenues intolérables au bout d'une « quinzaine. Les parents furent alors forcés, bien à regret, « d'enlever les bandages ; les pieds étaient noirs. La gan- « grène s'était déclarée, et, au moment de l'entrée de la « malade à l'hôpital, envahissait tout le pied. La ligne de « démarcation était nettement tracée au niveau de l'arti- « culation tibio-tarsienne, les deux pieds étaient noirs, « secs, ridés, prêts à se détacher ; c'est en effet ce qui « arriva quelque temps après. Le moignon était sain ; l'os « fut rapidement couvert de granulations, et la cicatrisation « s'établissait normalement. Bientôt l'enfant dut retourner « chez elle ; à son départ, le moignon était en bon état.

« Depuis ce cas, d'autres se sont présentés, résultats « désastreux d'une barbare coutume à laquelle depuis des « siècles sont soumises des millions de femmes. » (Locthart, *The medical missionary in China*, p. 338.)

L'instabilité forcée qu'occasionne cette déformation chez la femme la prédispose singulièrement aux chutes de toute nature, à des entorses, à des fractures des os de la jambe. Ceux-ci ont-ils participé à l'atrophie et cette condition est-elle encore une cause prédisposante aux fractures, c'est ce que l'on peut supposer, mais ce qui reste encore à démontrer.

Les femmes chinoises des classes aisées, c'est-à-dire vivant dans des conditions hygiéniques relativement bonnes, sont souvent anémiques, disposées aux engorgements glandulaires, plus souvent scrofuleuses que les hommes de la même classe; faut-il y voir un résultat de cette coutume barbare, c'est ce que je serais assez disposé à croire, car il me paraît évident que, privées par là d'exercice, condamnées à ne sortir qu'en voiture, elles y trouvent au moins de puissants auxiliaires pour les autres causes débilitantes.

Nous verrons plus loin que, pour maintenir le pied à l'état voulu, il faut, même chez la femme adulte, continuer la compression. Il serait assez curieux de suivre pour ainsi dire la marche inverse, de relâcher peu à peu le bandage, de le supprimer tout à fait et de chercher à ramener le pied à l'état normal.

De semblables essais ont été faits sous mes yeux à l'établissement des sœurs de charité à Pékin; on sait, en effet, qu'un certain nombre de ces femmes dévouées sont venues s'établir dans le nord de la Chine, depuis que le traité de Tien-tsin a fait reconnaître le libre exercice de la religion chrétienne en Chine. Deux premiers établissements ont été fondés à Pékin et Tien-tsin, leur but essentiel est de recueillir et d'élever les enfants orphelins ou ceux que leurs parents ne peuvent nourrir. La première année finit à peine et les succès sont encourageants. Chez quelques-unes de ces enfants, la compression avait été commencée, on n'a eu qu'à enlever les bandages pour voir, en quelques semaines, le pied reprendre sa forme normale.

Je m'empresse d'ajouter que ces filles étaient fort jeunes et que l'altération des formes n'était encore qu'indiquée.

Les sœurs emploient, pour le service des enfants, un

certain nombre de femmes chrétiennes, qui, sous le nom de « vierge » se consacrent au service des pauvres, à l'éducation des jeunes filles, aux divers besoins de la communauté. Les unes sont Tartares, les autres Chinoises ; on a tenté chez ces dernières d'abolir le « petit pied. » Jusqu'à présent, soit attachement instinctif à cette ancienne coutume, soit crainte de la gêne qu'un commencement d'essai avait naturellement amenée, on n'a pu encore arriver à aucun résultat.

Le chapitre du traitement est donc encore à faire ; je crois du reste que si l'on parvient à abolir l'usage de la déformation chez les chrétiennes, il sera inutile de tenter un traitement pour les adultes, et que l'on devra se borner à faire supprimer la compression pour la génération future.

§ 3. *Bandages, manœuvres employés pour produire la déformation.* — Dans les familles riches, dans celles qui veulent faire acquérir à leurs filles un renom de beauté, on ne commence guère les manœuvres avant l'âge de quatre ans ; chez d'autres, la petite fille conserve les pieds libres jusque vers six à sept ans. Pendant ces premières années, on chausse le pied, comme celui des jeunes garçons, d'une large pantoufle dont la partie antérieure, presque rectangulaire, est beaucoup plus large que le talon.

Enfin, l'époque est venue : tantôt la mère elle-même se charge de l'opération ; d'autres fois ce sont des femmes spéciales, remplissant auprès des dames le rôle de médecins intimes, de sages-femmes, d'entremetteuses quelquefois ;

les grandes familles en ont aussi une ou plusieurs dans leur domesticité.

On commence à masser le pied, à fléchir plus ou moins les derniers orteils, à les maintenir dans cette position par un bandage en huit de chiffre. Ce bandage, que j'ai fait exécuter plusieurs fois devant moi, se fait avec une bande de coton ou de soie de cinq à six centimètres et plus de large, de un mètre à un mètre cinquante de long ; on applique le chef initial de la bande sur le bord interne du pied, au niveau de l'articulation tarsienne du premier métatarsien, on porte la bande sur les quatre derniers orteils, laissant le pouce libre, puis sous la plante de pied ; on la relève sur le cou-de-pied pour former une anse derrière le calcanéum, en ayant soin de l'appliquer sur la tête de l'os, non au-dessus, puis on revient au point de départ pour continuer de la même façon ; en un mot, on fait un huit de chiffre dont l'entrecroisement se trouve sur le bord interne du pied. Au-dessus de cette première bande on en place une seconde, destinée surtout à la maintenir, et on arrête par quelques points de couture.

Le mode d'application du bandage ne varie pas pendant toute la durée des manœuvres.

En étudiant son effet, on constate qu'il produit deux résultats : 1° Flexion des quatre derniers orteils et torsion des métatarsiens correspondants sous la plante du pied ; 2° Tassement antéro-postérieur du pied par son point d'appui sur le calcanéum, peut-être même aussi, mais à un faible degré, exagération de la concavité plantaire.

Pendant les premiers temps, le bandage est médiocrement serré, peu à peu on en augmente la tension. A chaque nouvelle application, qui se renouvelle au moins tous les jours, on laisse quelques instants le pied à nu, on le lave et on le frictionne avec l'alcool de sorgho dont les Chinois font grand usage *intrà* et *extrà*. L'oubli de cette précaution contribue puissamment à faire naître ces ulcérations dont nous avons parlé plus haut.

La chaussure de l'enfant consiste en une sorte de bottine dont l'extrémité se rétrécit peu à peu et arrive enfin à être complétement pointue; l'étoffe remonte assez haut et se réunit en avant avec un lacet. La semelle est plate et sans aucun talon, comme celle d'une pantoufle.

Par ces seuls moyens, on arrive à produire ce pied vulgaire, celui que nous avons décrit plus haut comme le plus commun dans le nord, le seul usité par les classes pauvres. Mais il en faut continuer l'usage, sous peine de perdre le fruit de ses efforts; la jeune fille, la femme s'appliquent leurs bandages avec régularité, car là, ainsi qu'en beaucoup de choses, si l'on n'acquiert pas, on perd. La chaussure reste toujours la même comme forme, elle varie seulement avec la croissance du pied, car quoi que l'on ait pu croire, il n'y a pas arrêt de développement du pied, mais seulement perversion.

Si, maintenant, la mère veut donner à sa fille un pied encore plus élégant, elle a recours à d'autres procédés. Lorsque le premier degré est bien établi, que la flexion des orteils est permanente, on commence à exercer un massage plus énergique, puis on place sous la face plantaire un morceau de métal de forme demi-cylindrique et d'un volume proportionné au pied ; on applique le bandage en huit par dessus le tout, en le tenant fortement et en portant les entrecroisements non plus sur le bord interne du pied, mais sous la face plantaire.

Le rôle de ce corps étranger, placé et maintenu en ce point, me paraît facile à comprendre : le point d'appui doit être considéré comme pris sur le demi-cylindre métallique et sur la masse osseuse centrale du pied ; les points mobiles sont le calcanéum d'une part, les orteils de l'autre qui tendent à se rapprocher en basculant autour de la masse rigide comme autour d'un centre ; si l'on veut encore, on peut considérer les orteils, les métatarsiens, le demi-cylindre comme point d'appui fixe, la partie postérieure du calcanéum comme point mobile. Dans tous les cas, cet os sera sollicité à changer de direction et à devenir plus ou moins vertical, d'horizontal qu'il est normalement.

Lorsqu'un premier résultat a été obtenu, on n'a qu'à porter les tours de bande sur le calcanéum lui-même par-dessus l'insertion du triceps jambier et l'on augmente anisi l'action du bandage. Enfin, pour s'opposer à la contraction de ce muscle qui en contrarierait l'effet, on entoure quelquefois la jambe de quelques tours de bande assez resserrés.

Un puissant moyen employé pour arriver au résultat cherché se trouve encore dans le massage. La mère, appuyant sur son genou la face inférieure du demi-cylindre de métal, saisit d'une main le calcanéum, de l'autre la partie antérieure du pied de l'enfant et cherche à le plier. On dit que, dans ces efforts, elle produit quelquefois une fracture (une luxation ?) des os du tarse ; que si elle n'y parvient, elle frappe avec un caillou sur la face dorsale et cherche à y arriver par ce moyen. Enfin, dans certaines provinces, il serait d'usage d'enlever un os, probablement le scaphoïde, lorsque celui-ci, faisant saillie après des manœuvres nombreuses, peut-être fracturé déjà, rend possible une opération que jamais les Chinois ne pratiqueraient sans cela.

Dès le début du travail, on a substitué à la chaussure à semelle plate une bottine dont la semelle est fortement convexe ; on en trouve la description dans le travail de M. Fuzier. Cette bottine aide d'abord, puis maintient chez les adultes, la concavité de la face plantaire.

En résumé, de même que je crois devoir admettre deux degrés de déformation, je reconnais deux degrés de manœuvres. Dans le premier degré : flexion des quatre orteils sous la plante du pied, tassement d'avant en arrière, obtenus par les bandages. Dans le second degré (supposant le succès du premier) : bascule du calcanéum, diminution énorme de la longueur du membre, exagération de la voûte plantaire obtenus par le bandage, aidé du demi-cylindre de métal, le massage et les efforts exercés aux deux extrémités du pied, le point d'appui étant pris sous la face plantaire.

§ 4. *Origine et causes de cet usage.* — Je ne saurais entrer ici dans une étude, fort curieuse peut-être, fort longue tout au moins, sur les origines présumées, sur les premières causes de l'usage de cette déformation du pied des femmes en Chine. D'autres, plus habiles que moi, versés dans la langue chinoise, ont fait ces recherches sans arriver à établir des preuves certaines en faveur de telle ou telle des versions données jusqu'à ce jour. C'est ainsi que l'on raconte qu'une impératrice illustre par ses vices et pied-bot de naissance, vivant vers l'an 1100 avant Jésus-Christ, aurait voulu que toutes les femmes de l'empire participassent à sa difformité. Mais cette origine est nécessairement traditionnelle, puisqu'elle remonte à une époque antérieure à la destruction des livres chinois, sous la dynastie de Tsin, 300 ans avant Jésus-Christ.

Je crois que l'on peut plutôt arriver à une probabilité par l'étude actuelle du fait, et cela cependant par voie hypothétique. Cela encore ne laisse pas que d'être fort difficile, car parler à un Chinois du pied de sa femme équivaut aux plus graves indécences en Europe ; or, si ce peuple est profondément corrompu, il veut, surtout avec les étrangers, garder un vernis de bienséance. En Chine la forme est tout, le fond importe peu. Le respect des usages anciens, des traditions d'une époque où la moralité régnait, paraît-il, de ces temps où se rendaient ces lois qui ont valu à la Chine un renom de civilisation et excité l'admiration de Voltaire, constitue le seul sentiment honorable qui reste encore debout. Encore ne faut-il pas y voir plutôt le résultat de l'extrême apathie des Chinois, de leur haine du changement, de leur paresse, et ce serait alors un vice. Changer, modifier quelque chose coûte : il est si facile de rester immobile en se donnant un faux air de sagesse immuable !

Mais j'entre là dans une digression extra-médicale et je m'arrête, car la question entraînerait trop loin.

Etudions donc ce qui se pense et se fait actuellement. La petitesse du pied est le critérium, je ne dirai pas de la beauté, mais de la valeur commerciale d'une femme. Le mariage chinois se concluant exclusivement par les parents et sans que le futur mari voie sa fiancée, il ne peut être question d'affection ; de plus, comme dans presque tous les pays d'Asie, la famille de la femme reçoit une somme d'argent proportionnée à la richesse des deux familles. Le mariage, à ce titre, devient une affaire, la femme non pas la compagne de l'homme, mais un objet de luxe ou d'utilité, et le soulier de la jeune fille, exhibé devant les parents du mari, est un des arguments décisifs employés lors de la discussion de la somme à payer.

Pour qui connaît le degré de lubricité des Chinois, il est évident qu'ils attachent une idée de cette nature à la petitesse du pied.

Ceci est un fait qui m'est avéré par les missionnaires, par des Chinois même. Regarder le pied de la femme qui passe dans la rue est une suprême inconvenance ; en parler ne se fait pas entre gens bien élevés. Dans les peintures chinoises, jamais on ne représente le pied d'une femme, toujours la robe le cache ; il en est tout le contraire dans certains albums de nature plus que légère que l'on fait circuler à la fin du repas.

Lorsqu'un chrétien se confesse, s'il ne s'en accuse lui-même, le missionnaire ne manque pas de lui demander s'il a regardé le pied des femmes. Enfin on m'assure que la vue et le toucher de souliers petits et fort coquets est l'une des jouissances de ceux auxquels la nature affaiblie refuse d'autres plaisirs; or, ils sont nombreux, car l'épuisement arrive vite, grâce à l'opium.

Tous ces faits et bien d'autres encore me démontrent que la cause de ce détestable usage réside dans une idée de lubricité y attachée par les Chinois.

Il serait fort curieux de rechercher jusqu'à quel point la physiologie donnerait raison à cette idée.

Nous avons à Pékin en présence deux races de femmes assez voisines, ethnologiquement parlant, les Tartares et les Chinoises. Les unes ont le pied normal, les autres le pied déformé. Y aurait-il une différence analogue dans la conformation des organes génito-urinaires?

On comprend que la solution de cette question ne laisse pas que d'être fort difficile. Cependant plusieurs personnes m'ont affirmé que, chez la Chinoise, toute la partie antérieure du bassin, le mont de Vénus formaient une masse considérable, séparée par un pli marqué de l'abdomen; que les grandes lèvres étaient également plus développées: les Chinois trouvent naturel que, par une loi d'équilibre, un développement anormal compense une atrophie déterminée volontairement. A l'appui de cette opinion ils citent les procédés employés en horticulture pour développer telle ou telle partie d'un végétal.

La question ne me paraît donc pas résolue, mais simplement posée ; si, dans un jour éloigné, on arrive à établir à Pékin des services hospitaliers sur le modèle de ceux d'Europe, si les recherches anatomiques sont possibles, on pourra arriver à un résultat positif.

Pour le moment, il demeure établi que la majorité des Chinois croient fermement produire un effet de cette nature en resserrant le pied des femmes. On comprend alors leur répugnance à en parler, l'inconvenance à regarder le pied des femmes, les questions du confessionnal, etc...

Encore un mot pour terminer l'ébauche de cette question.

Les Chinois sont-ils prêts à y renoncer ?

Plusieurs empereurs de la dynastie tartare et même Kang-si de la dynastie précédente ont rendu des décrets pour défendre aux Chinois de mutiler leurs femmes. Les décrets sont restés lettre morte.

Les Tartares auraient eux-mêmes adopté cet usage si l'on n'y avait mis opposition en n'acceptant au palais, depuis la première impératrice jusqu'à la dernière des suivantes (qui sont toutes de familles tartares), que des femmes au grand pied et s'il n'avait été enjoint aux fonctionnaires de n'épouser que des Tartares ou des Chinoises au pied non mutilé.

Enfin, les évêques, agissant sur les chrétiens avec bien plus de force morale que l'empereur, ont flétri et proscrit et usage dans plusieurs mandements. Ils n'ont obtenu quelques succès que chez quelques Chinois établis en Mongolie.

Malgré tous ces efforts, on n'en continue pas moins et l'on continuera jusqu'au jour où l'on aura persuadé aux Chinois que la femme n'existe pas pour être à l'homme un instrument à plaisir, mais pour être sa compagne et son égale, jusqu'au jour enfin où la femme aura pris rang dans la société.

FIN.

www.ingramcontent.com/pod-product-compliance
Ingram Content Group UK Ltd.
Pitfield, Milton Keynes, MK11 3LW, UK
UKHW020455220726
13923UKWH00006B/2568